JOSEF GIRSHOVICH

WEM GEHÖRT DER TOD?

Vom Recht auf Leben und Sterbehilfe

KEIN & ABER

Any man's death diminishes me,
because I am involved in mankind.

JOHN DONNE

1

Vor ein paar Wochen stolperte ich über eine Todesanzeige. Da stand unter einem kurzen Gedicht:

> Nach einem erfüllten Leben sind unsere Eltern,
> Großeltern und Urgroßeltern
> Marianne und Dr. Kurt M.
> *10.4.1920 *20.7.1919
> † 11.2.2014
> friedlich eingeschlafen.

Eine romantische Vorstellung: Marianne und Kurt, die ihr ganzes Leben zusammen verbracht haben, Kinder großzogen, auf ihre Enkel aufpassten und dann sogar erleben durften, wie diese Enkel erwachsen wurden und eigene Kinder bekamen, ihrer Kinder Kinder Kinder, sie sind nun auch gemeinsam, an ein und demselben Tag, gestorben.

Was in Zeiten des natürlichen Todes noch zu den seltenen Fügungen menschlicher Schicksale zählt, wird, wenn erst Sterbehilfe erlaubt und gesellschaftlich anerkannt ist, an der Tagesordnung sein. Der Vorstellung haftet in der Tat etwas Friedliches und Beruhigendes an. Ich sehe Marianne und Kurt: wie sie sich an ihrem letzten Abend in das eheliche Bett legen, zu jeder Seite ein Glas mit dem milchigen Euthanasiecocktail. Vielleicht läuft im Hintergrund eines ihres Lieblingsstücke. Sie schauen sich ein letztes Mal in die Augen, trinken gleichzeitig ihre finale Medizin und schlafen Hand in Hand ein. Ist das nicht der größte Liebesbeweis? Der schönste Tod?

Wir lesen gelegentlich in den Nachrichten von Ehepaaren, die gemeinsam Selbstmord begehen, oder, wie im Falle des britischen Stardirigenten Sir Edward Downes und seiner Frau Joan Weston, Sterbehilfe in Anspruch nehmen. Im Frühjahr 2009 wurde bei der 74-jährigen Joan Weston Bauchspeicheldrüsenkrebs diagnostiziert. Die Ärzte taxierten ihre Lebenserwartung auf wenige Monate. Downes hingegen, damals knapp 85 Jahre alt, war nicht unheilbar krank. Er war überhaupt nicht krank. Sein Augenlicht nahm beständig ab, sein Gehör verschlechterte sich zunehmend, und seit einer Hüftoperation war er in seiner Mobilität eingeschränkt, aber sonst war er seinem Alter entsprechend gesund.

Wenige Monate nach der Krebsdiagnose reisten Downes und Weston nach Zürich. Ihre Kinder, Caractacus und Boudicca (benannt nach zwei Helden der britannischen Antike), begleiteten sie. Sie standen dabei, als sich ihre Eltern mithilfe eines Schweizer Sterbehilfevereins das Leben nahmen. Zuerst Paspertin gegen den Brechreiz und dann, etwa eine halbe Stunde später, als das Beruhigungsmittel seine Wirkung voll entfaltet hatte, eine hinreichende Dosis Pentobarbital. So, falls Interesse besteht, läuft das ab mit der Sterbehilfe. Man erstickt im Schlaf.

Caractacus und Boudicca gaben nach dem Tod ihrer Eltern Interviews in Zeitungen und rechtfertigten deren Entscheidung. Das öffentliche Interesse an dem Fall war beträchtlich, besonders in Großbritannien mit seiner Presse- und Klatschtradition. Downes war langjähriger Dirigent des Royal Opera House in Covent Garden und Chefdirigent des BBC Philharmonic Orchestra gewesen.

Er hatte sich auf der Bühne mit Aufführungen von Schostakowitsch und Stockhausen einen gewissen politisch-künstlerischen Namen erarbeitet. 1973 eröffnete er mit einer Inszenierung von Prokofjews Oper *Krieg und Frieden* das neu erbaute Opernhaus in Sydney. 1991 wurde er von Königin Elisabeth II. geadelt.

Wie auch die Kunst stets auf einem politischen Ast des sozialen Baumes lebt, so haben Künstler ihrerseits entweder die moralische Funktion des Vorbilds oder die des abschreckenden Beispiels inne. Downes und Sterbehilfe? Das durfte nicht sein. Oder durfte das vielleicht erst recht sein – denn Downes, der intellektuelle Musiker, war zuletzt wie Beethoven taub und wie Borges blind. Was blieb ihm vom Leben, wenn selbst seine geliebte Ehefrau nicht mehr war? So argumentiere nicht ich – so argumentierten er selbst und, nach seinem Tod, seine beiden Kinder. Downes schien sein Leben nunmehr ohne Wert, und so begab er sich in die Obhut derer, die ihn vom Leben befreiten.

Wie egoistisch aber, würde ich als Enkelkind denken, wenn mein Großvater sich entschieden hätte, mich nicht mehr sehen zu wollen. Der Sterbewille des gesunden Lebensmüden lässt sich kaum in ein halbwegs gütiges Licht rücken, nicht einmal, wenn wir ihn mit Depression und Psychose rechtfertigen. Die symbiotische Beziehung von Oma und Opa erschiene mir plötzlich als Schwäche, so mustergültig ist sie ins Negative gekippt. Der eine, der nicht mehr willens ist, ohne den anderen zu leben – das hat das gleiche Niveau wie indische Witwenverbrennungen, lediglich vom Willen der Meute auf den Willen des Einzelnen reduziert. Meines Wissens ist Egoismus freilich keine Krankheit, sondern ein vollumfänglich zurechenbares Laster, eine Schuld vor jenen, die einen lieben und sich geliebt wähnen.

Ich habe das Gefühl, dass just am Beispiel von Downes und Weston merklich wird, wie schnell sich der Schwerpunkt einer Debatte verschieben kann. Ja, wie relativ wir sogar in der Beurteilung des Todes und des Sterbens von Menschen sind. Ich kann den Sterbewunsch eines gesunden Großvaters nicht nachvollziehen, und vor lauter innerer Aufregung über seinen wohl sinnfrei gewählten Freitod und die wohl moralisch unhaltbare Sterbehilfe kam mir nicht ein einziges Mal der Gedanke, den Sterbewunsch seiner Frau Joan Weston zu hinterfragen. Sie durfte, er nicht, so sprach meine innere Instanz zu mir. Ich weiß, dass Bauchspeicheldrüsenkrebs zu den aggressivsten und überaus schmerzvollen Krebsarten gehört, und mir stellte sich nicht die Frage, ob der Mensch das Recht hat, ein unerträgliches körperliches Leid zu beenden – selbstverständlich, ruft es aus mir heraus!

2

Wer gegen Sterbehilfe ist, verteufelt moderne Fortpflanzungsmedizin. Denn hinter beiden Themen stecken die gleichen Fragen: Was ist Leben? Wo beginnt es, wo endet es, und inwiefern darf der Mensch über diese Fragen entscheiden? Die existenzielle Qualität des Todes spiegelt sich in der Qualität des Lebens, des Geborenwerdens. Pränataldiagnostik, künstliche Befruchtung und Leihmutterschaft gehen dann locker als Teufelszeug durch, und die beste Warnung, zumal in Deutschland, ist immerzu der Verweis auf das Dritte Reich. »Das darf nie wieder geschehen« ist ein häufig gedachter und, ohne nachzudenken, noch häufiger gesprochener Satz, wenn es um die Fortschritte der Medizin und deren Auswirkungen auf das Leben und das Sterben geht.

Dabei lässt sich der Glaube an die Natürlichkeit des Lebens rasch als Irrglaube entlarven. Nach der Logik der Gegner moderner Fortpflanzungsmedizin müssten auch Kaiserschnitte verboten werden, steht doch die Sectio im krassen Widerspruch zur Natur. Und in der Tat: *Das Leben bahnt sich seinen Weg* – dieser schöne Satz verliert mit jedem Kaiserschnitt an Gehalt.

Wer also meint, das Leben müsse natürlich beginnen, der sollte freiheraus seinen Glauben kundtun, dass Kinder, die den Weg ans Licht nicht selbst finden können, auch nicht leben sollen. Es ist dieser moralische Idealismus, der die Deutschen zu Barbaren gemacht hat. Und es ist derselbe moralische Idealismus, der heute die konservative und rückständige deutsche Fortpflanzungspolitik bedingt. Nur um das Thema ganzheitlich zu betrachten: Aus diesem Grund können deutsche Mütter – und nur deutsche Mütter, denn anderswo auf der Welt gibt es weder dieses Phänomen noch den dazugehörigen Begriff – Rabenmütter sein. Und aus diesem Grund heißen Krankenschwestern, die jungen Müttern auf Biegen und Brechen das Stillen eintrichtern und Mutter und Kind dreistündlich wecken, im gesunden Volksmund Stillnazis.

Den Natürlichkeitswahn, den ich mit Blick auf den Beginn des Lebens geschildert habe, also das Beharren auf der spontanen Geburt und der spontanen Schwangerschaft, beziehen wir gleichermaßen auf das Ende des Lebens: Wir fordern den natürlichen, den spontanen Tod.

Doch kommt der Tod längst nicht mehr spontan. Wir werden nicht nur deswegen immer älter, weil wir uns von Olivenöl und frischem Gemüse ernähren. Wir verdanken unsere hohe Lebenserwartung allem voran der medizinischen Versorgung, den Möglichkeiten, zahlreiche Krankheiten, wenn nicht zu heilen, so doch zumindest ihre Symptome und Schmerzen zu lindern und körperliche Zerfallserscheinungen zu verlangsamen. Die Medizin, mag sie in der Theorie des hippokratischen Eides zwar stets auf Heilung aus sein, dient ab einem bestimmten Zeitpunkt nur noch der Hinauszögerung des Todes.

Mein Großvater Eli-Bar entwickelte mit 82 Jahren ein inoperables Nebennierenkarzinom. Er durchlief mehrere Chemotherapien, aber der Krebs wucherte weiter. Ich besuchte ihn, als er daheim in seiner Jerusalemer Wohnung von meiner Großmutter gepflegt wurde. Er lag im Bett, grau, farblos, stöhnend vor Schmerzen und wütend.

Dann ging es ihm wieder besser. Er stand auf und versuchte, in der Küche zu essen. Meine Großmutter hegte prompt Hoffnung: Vielleicht hat die Chemotherapie doch noch angeschlagen. Nachmittags spielten Eli-Bar und ich an diesen guten Tagen eine halbe Partie Schach – für länger reichte seine Konzentration nicht. Oder er wollte mir die Zeitungsartikel zeigen, die er für mich im letzten halben Jahr ausgeschnitten hatte. Doch schon am nächsten Morgen lag er wieder leise wimmernd mit einem dünnen Kissen unterm Kopf im Bett.

In meiner Erinnerung sehe ich ihn durch die offene Schlafzimmertür, ausgemergelt, nur sein Unterbauch schien seltsam gebläht. Eli-Bars Sohn – mein Onkel – hinterließ bei jedem Besuch aus den Vereinigten Staaten Rezepte für Morphinpflaster, und als meine Mutter für zwei Monate zu ihren Eltern zog, um meiner Großmutter bei der Pflege zur Seite zu stehen, kamen die Rezepte noch häufiger, wöchentlich, per Post. Nach zwei Jahren Krebs wurde Eli-Bar ins Krankenhaus gebracht. Bevor er starb, hegte er eine bemerkenswerte Wut auf seinen kranken und schmerzenden, sterbenden Körper. An seinem letzten Abend befreite er sich von den Kanülen und Schläuchen, stand auf und wollte nur fort aus dem Krankenhaus. Wenige Stunden später war Eli-Bar tot.

Dieses Sichlosreißen von Kanülen und Schläuchen, dieses Sichaufraffen und Fortwollen aus dem Krankenhaus soll ein verlässlicher Vorbote des Todes sein. Wenn das geschieht, dann ist er nicht mehr weit.

Eli-Bar erinnert mich in seinem Kampf gegen den eigenen Körper an einen geerdeten Hiob. Seine Wut war nicht erhaben. Er regte sich, als ich ihn besuchte, über die falsche Politik im Land auf. Er verbot mir, einem Jugendlichen, den abendlichen Bummel durch die Innenstadt.

Und er vergeudete am nächsten Morgen seine schwindende Lebenskraft für, wie mir schien, absurde erzieherische Maßregelungen. War ihm, dem Sterbenskranken, nicht nach Metaphysik? Aber vielleicht ist das auch die Anmaßung der Angehörigen, die um den Tod des Patienten wissen und nicht verstehen wollen, was es heißt, am Leben zu hängen.

Gleichzeitig empfinde ich eine Art Genugtuung, wenn ich daran denke, welch einen Lebenswillen Eli-Bar hatte, mit welcher Aggression er gegen den nahenden Tod kämpfte. Er hätte ja manches gar nicht tun müssen: so etwa die allwöchentlichen Blutwäschen, nach denen er reglos vor Schmerz zwei Tage im Bett lag. Unnötig, sagt mein Verstand, und das sagte ihm der seinige sicher auch. Noch wenige Tage bevor er starb, fragten die Ärzte meine Mutter, ob die anstehende Blutwäsche durchgeführt werden soll. Meine Mutter lehnte ab. Ihr ging es darum, den Leidensweg ihres sterbenden Vaters zu verkürzen. Als sie aber am Abend wieder ins Krankenhaus kam, hatte Eli-Bar mit der Heftigkeit eines alten Schulmediziners, der er war, auf der Blutwäsche bestanden.

Und plötzlich stutze ich: Wie kann das sein, dass die Ärzte, die meinen Großvater behandeln, meine Mutter fragen, ob sie ihn weiter behandeln sollen? Widerspricht das nicht der ärztlichen Pflicht, alles Mögliche zu tun, um das Leben des Patienten zu verlängern? Ich habe den Verdacht, dass die Patientenverfügung, wo es sie nicht gibt, fingiert wird. Ach, um sogleich auf den Punkt zu kommen: Als es die Patientenverfügung noch nicht gab, gab es viel mehr Sterbehilfe: aktive und passive, und auch den gut gemeinten gemeinschaftlichen Totschlag. Freilich, soll man dafür ins Gefängnis müssen?

3

Ich kannte einmal eine alte Dame, die mit Ende sechzig einen Hüftbypass gelegt bekam. Das muss etwa 1990 gewesen sein. Damals hieß es, die Frau werde wohl noch zehn Jahre leben, irgendwann werde das Plastik porös. Die längst verwitwete Frau zog aus ihrer Altbauwohnung im dritten Stock ohne Fahrstuhl in eine Erdgeschosswohnung mit einem weitläufigen Garten und einer hübschen kleinen Terrasse. Auch ihre Familie – sie hatte zwei Enkelkinder – wohnte nicht weit. Die alte Dame war nicht reich, aber sie bezog Rente, und ihr Sohn kümmerte sich darum, dass es seiner Mutter an nichts fehlte.

Der Bypass hielt und hielt, und so kam es, dass die alte Dame bereits Ende achtzig und Urgroßmutter war, als sich allmählich und doch unaufhaltsam erste Verwirrungserscheinungen bemerkbar machten. Sie lästerte über ihre Haushälterinnen und wechselte sie beständig aus, bis zutage kam, dass sie es war, die in der Wohnung Unordnung stiftete und Chaos, Staub und Müll ihren Putzhilfen in die Schuhe schob. Schrullig, durcheinander? Manch einer witterte auch die alte Hex', die die alte Dame sicher bisweilen war.

Ein paar Mal vergaß die alte Dame zu trinken und wäre beinahe vertrocknet. Ob dies Versuche waren, dem Leben ein Ende zu setzen, ist ihr Geheimnis geblieben. Jedenfalls liebte sie es, nach einigen kurzen Tagen im nahe gelegenen Diakonissenkrankenhaus wieder daheim Besuch zu empfangen, ihren Sohn und ihre Schwiegertochter sich um sie kümmern zu lassen, mit ihren Enkeltöchtern Kaffee zu trinken, ihre Urenkeltochter im Arm zu wiegen und bald schon auf dem Boden krabbeln zu sehen. Auch war ihr wichtig, dass sich die Nachbarn um ihr Wohlbefinden sorgten. Sie fragte, ob sich die Behrends in ihrer Abwesenheit – das Wort Krankenhaus mied sie nach Möglichkeit – nach ihr erkundigt hätten. Oder ob Herr Werner ihre Blumen gegossen habe. Wehe aber, wenn die Schultzens nach ihr fragten, die hatten nämlich schon länger ein Auge auf ihre Gartenmöbel geworfen.

Meine alte Dame war bereits gut über neunzig, als sie zu sterben kam. Es war August und heiß und trocken, und sie hatte diesmal lang genug nicht getrunken. Im Diakonissenkrankenhaus konnte später niemand mehr sagen, ob es an der Altersschwäche des Bypasses oder an der des Körpers selbst gelegen hatte. Jedenfalls entwickelte sie einen arteriellen Verschluss in der Hüfte, der sich entzündete und ihr Blut vergiftete. In jüngeren Jahren hätte sie wohl erfolgreich operiert werden können, jetzt aber war ihr Körper zu zerbrechlich, ihr Kreislauf zu schwach. Einige Tage lang hielten die Ärzte dennoch an einer Operation fest und zerrten die alte Dame gegen ihren Willen von Untersuchung zu Untersuchung, ließen sie zu guter Letzt in Erwartung des Eingriffs weder essen noch trinken. Nach einem Transport aus einem Krankenhaus in ein anderes und zurück erlitt sie einen Schock. Von da an wimmerte und stöhnte sie nur noch in ihrem seltsamen schlaflosen Schlaf.

Den Abend und die halbe Nacht verbrachte der Sohn am Bett seiner Mutter. Am nächsten Morgen sprach er mit dem behandelnden Arzt. Die künstliche Ernährung halte den Körper zwar am Leben, indes sei das Gehirn nun über den Grad des Heilbaren vergiftet.

– Ob er denn das Leiden seiner Mutter beenden könne?
– Ob er das denn wolle?

Und da beide wussten, dass die alte Dame die versprochenen zehn Jahre mit Bypass um mehr als das Doppelte überlebt hatte und auch nie wieder zu Verstand kommen konnte, fällten sie ihr Urteil. Zum Nachmittag hin ließen die Schwestern die Nährlösung leer laufen und hingen keine neuen Infusionsbeutel an den Tropf. Gleichzeitig verabreichten sie immer mehr Morphin, jetzt aber nicht länger in Pflastern, sondern altmodisch gespritzt. Um Schmerzen auszuschließen, hieß es, und alle wussten, dass die alte Dame ohnehin nichts mehr spüren konnte.

Im Morgengrauen erreichte die Enkelkinder eine Kurznachricht: *Mamachen ist eingeschlafen.*

Ich höre immer wieder vom schiefen Haussegen als Begleiterscheinung anstehender Patientenverfügungen. Mit dem eigenen Tod lassen sich Kinder, Verwandte und Lebensgefährten jenseits des erbrechtlichen Streits emotional ganz wunderbar gegeneinander ausspielen. Wer kennt nicht Opa Miesepeter, der sich selbst posthum in den Mittelpunkt der Familie zu rücken wusste, indem er mit Bedacht den Falschen zu seinem Henker erklärte?

Allerdings habe ich auch das Gefühl, von lauter Blinden umgeben zu sein. Die Patientenverfügung, vor ein paar Jahren als wichtiger Erfolg unserer alternden Gesellschaft gefeiert und gepriesen, ist tatsächlich ein psychologischer und sozialer Rückschritt. Die wahre Patientenverfügung sind die eigenen Kinder. Bloß unsere Vorstellungen von Dank und Verantwortung zwischen den Generationen haben sich seltsam verkehrt.

Es ist gewiss nicht so, dass Kinder ihren Eltern ein Leben lang Dank schulden und Eltern die Verantwortung für ihre Kinder bis in den Tod tragen. Vielmehr sind es bereits mittelfristig die Kinder, die für ihre Eltern verantwortlich werden und wiederum die Eltern, die ihren Kindern zu Dank verpflichtet sind.

Ab einem gewissen Alter nehmen die Kinder mehr und mehr den Eltern Entscheidungen ab. Und die akzeptieren ihrerseits gern die intellektuelle und lebenswirkliche Vorhut ihrer Kinder. Der weise Alte ist ein Mythos, der sich nur dank Verantwortungsängsten zu halten weiß. Oder aber es ist derjenige Alte ein Weiser, der gelernt hat, auf die Jungen zu hören, und an ihren Themen interessiert ist.

Seien wir ehrlich: Meistens haben die Jungen recht. Sie denken klarer und nach vorn und vertrauen weniger ihrer Erfahrung als ihrem Instinkt. Und daher sollten erwachsene Kinder auch unabhängig der Beziehung zu ihren Eltern für deren Scheiden aus dem Leben verantwortlich sein. Wozu eine Patientenverfügung, wenn ich Kinder habe? So wie ich mich dazu entschloss, sie in die Welt zu setzen, so sollen sie darüber verfügen, dass ich sterben darf, und so wie meine Eltern sich entschlossen, mir Leben zu schenken, so trage ich die Verantwortung, sie aus dem Leben zu entlassen.

Nur wer keine Kinder hat, braucht vielleicht eine wirkliche Patientenverfügung. Die wiederum sollte umgekehrt formuliert sein. Wir brauchen statt der heute geltenden Zustimmungsregelung die Widerspruchslösung: Möge, wer darauf besteht, notariell beurkunden, dass er im Fall der Fälle künstlich beatmet und ernährt werden möchte.

Der tagende Familienrat ist eine zu Unrecht vergessene und verdrängte Institution. Dem Sterbenden beizustehen heißt vielleicht auch, als Lebender über Leben und Tod zu walten. *Sollen wir die Morphiumdosis erhöhen?* Diese Frage wird täglich in den Krankenhäusern gestellt und sollte noch viel häufiger gestellt werden: in Krankenhäusern, in Hospizen und in Altenheimen. Denn der Staat schaut dann meist weise weg, obwohl es sich bei diesen lebensverkürzenden Spritzen und Pflastern eindeutig um gemeinschaftlichen Totschlag handelt.[I]

Dass wir aber meinen, uns mit beurkundeten Verfügungen unserer transgenerationalen Verantwortung entziehen zu dürfen, hat nichts mit Berufsalltag und Zeitmangel zu tun. Nichts mit Mobilität und weit verstreuten Familien oder zerstrittenen Exfamilien. Und auch nichts mit der Forderung nach menschlicher Selbstbestimmtheit. Das ist leider dem anerzogenen und politisch geförderten Mangel an Empathie und dem zielstrebigen Optimierungswahn des Lebens als handwerkliches Produkt zuzuschreiben. Es ist ja auch etwas dran an der Legende, dass die Deutschen, wäre morgen Armageddon, als letzte Amtshandlung Ordnung in ihre Unterlagen bringen würden.

Wir müssen lernen, uns die Entscheidung zuzutrauen, die eigenen Eltern, wenn es so weit ist, aus dem Leben zu entlassen, so wie es der Sohn der alten Dame getan hat. Den Mut zu dieser sicher schwierigen Entscheidung sollte jeder Mensch aufbringen, haben doch auch die eigenen

[I] Eindrücklich und resigniert schildert Stefan Moes in der *Frankfurter Allgemeinen Sonntagszeitung*, wie er versuchte, in einem Altenheim für seine sterbende Mutter Morphin zu bekommen: »Gute Besserung«, *FAS* vom 30. 03. 2014.

Eltern den Mut dazu aufgebracht, uns Kinder in die Welt zu setzen – und auch das ist gewiss keine leichte Entscheidung.

4

Ein Aspekt des Sterbens ist unverrückbar mit beginnendem Leben verbunden: der eigene Tod im Angesicht des ungeborenen Kindes. Früher an der Tagesordnung, da viele Mütter und Kinder die Niederkunft nicht überlebten, sehen wir heute die Umkehrung der Biologie mithilfe moderner Medizin. Das wiederum macht aus dem Recht zu sterben ein moralisches Dilemma.

In Texas gab es den Fall einer hirntoten Schwangeren, deren ungeborenes Kind weiter im Mutterbauch wuchs. Untersuchungen ergaben in dem konkreten Fall keine Überlebenschance für das Baby, weil die Sauerstoffversorgung des Ungeborenen infolge des Hirnschlags der Mutter zu lang unterbrochen war: In einem bereits toten Körper wuchs etwas eindeutig nicht Lebensfähiges heran. Erst diese klare Diagnose der Ärzte bewegte das Gericht angesichts der Patientenverfügung der Frau dazu, dem Antrag des Ehemanns stattzugeben, die Beatmungs- und Ernährungsapparate abzuschalten und beide sterben zu lassen.

Ich sage hier bewusst *beide*, obwohl das Baby weder geboren war noch, wie diagnostiziert wurde, nach der Geburt hätte leben können. Denn die Bedenken des Gerichts scheinen mir durchaus nachvollziehbar. Was, wenn das Kind gesund gewesen wäre oder zumindest Aussicht auf eigenes Leben gehabt hätte? Wäre dann der Tod des Kindes aus Rücksicht auf den Sterbewillen der Mutter billigend in Kauf zu nehmen?

Just diese Frage stellte sich bald darauf in Kanada.

Wieder erlitt eine Schwangere einen schweren Schlaganfall, infolgedessen sie für hirntot erklärt wurde. Und wieder lag eine Patientenverfügung vor, aus der hervorging, dass die Frau im Falle eines unwiderruflichen Komas nicht künstlich am Leben gehalten werden wollte. Doch diesmal war das ungeborene Kind in ihrem Bauch gesund und konnte über die Nährstoffzufuhr der Mutter weiter wachsen. Auf Antrag des Ehemanns und entgegen der Patientenverfügung wurde die Frau beatmet und ernährt, um das noch nicht außerhalb des Mutterleibs überlebensfähige Kind am Leben zu halten. Fünf Wochen blieb das Baby im Körper seiner toten Mutter, ehe es in der 28. Schwangerschaftswoche per Kaiserschnitt geboren wurde, woraufhin die Beatmungsgeräte der Frau abgestellt wurden.

Wieder habe ich bewusst *am Leben halten* geschrieben, obwohl das ungeborene Kind noch nicht am Leben war, ja es war noch nicht einmal selbstständig lebensfähig. Denn wieder kann ich die Entscheidung des Vaters und der Ärzte nachvollziehen, den Willen der Sterbenden nicht sofort zu erfüllen, sondern mit zeitlicher Verzögerung – und sei es nur um einer womöglich geringen Wahrscheinlichkeit willen, Lebensfähigkeit zu erreichen.

Wurde hier nach medizinischem Verständnis Leben gerettet? Oder sollten wir eher sagen, dass hier Leben erst erschaffen wurde? Letzteres stünde in einem deutlichen Widerspruch zum geltenden Recht der Patientenverfügung, auch wenn ich dieses Recht für nicht richtig halte. Denn wer vermag es, die Nichterfüllung des Sterbewillens zu rechtfertigen, wenn es noch nicht einmal anderes Leben gibt, das es dadurch zu retten gälte?

Natürlich lässt sich das Dilemma der sterbenden

Schwangeren am Beispiel der New Yorkerin Elizabeth Joice konterkarieren. Das Dilemma ist keines mehr, sobald wir den Menschen auch als Wesen mit einem individuellen und einem übergeordneten genetischen Überlebenstrieb betrachten. Joice hatte erfolgreich eine schwere Krebserkrankung überstanden, galt jedoch seit der Bestrahlung als unfruchtbar. Im Alter von 36 Jahren wurde sie dann doch schwanger. Und gleichzeitig mit der Schwangerschaft diagnostizierten die Ärzte einen Rückfall und die erneute Ausbreitung von Tumorzellen. Joice stand vor der Wahl: Sie konnte entweder die Schwangerschaft abbrechen und sich abermals in Therapie begeben. Oder sie konnte das ungeborene Kind austragen und selbst sterben. Joice entschied sich für das Leben ihres Kindes. Sechs Wochen nach der Geburt ihrer gesunden Tochter starb sie an Krebs.

Viele Gegner der Sterbehilfe verteidigen das unbedingte Sterbehilfeverbot mit dem unbedingten Behandlungsgebot der Ärzte. Demnach aber hätte Joice ihr Kind nicht austragen dürfen. Sie hätte sich stattdessen für die eigene Krebstherapie entscheiden müssen, und die Ärzte, die sie während der Schwangerschaft betreuten, haben sich im Wissen um ihre Krebserkrankung nach traditioneller Auslegung vielleicht sogar der unterlassenen Hilfeleistung schuldig gemacht. Bei Joice ging es eben nicht um einen diagnostizierten Hirntod, sondern um die Abwägung zwischen Überleben (Joice) und Lebensmöglichkeit (Embryo). Ich bin nicht der Meinung, dass ein Embryo tatsächlich bereits vollwertiges Leben ist. Umgekehrt halten aber die strikten Gegner der Sterbehilfe häufig aus den gleichen Beweggründen jede befruchtete Eizelle für einen Menschen. Das Dilemma ist also nicht meines.

Elizabeth Joice hat gehandelt, wie eine Mutter handeln würde. Sie hat ihr eigenes für das Leben ihres Kindes geopfert. Manch einer mag darin moralische und religiöse Ursachen erkennen. Mich rührt Joices Lebensmut, weil sich darin das instinktive Handeln des Menschen als Lebewesen spiegelt, und ich finde es sympathisch, dass dieser wunderbare Instinkt der Natur vor dem Verstand des Menschen nicht kuscht, nicht spurt.

Zeige mir die Mutter, zeige mir den Vater, die sich nicht opfern würden, um das Leben ihres Kindes zu retten. Schon König Salomo wusste sich diesen Instinkt für sein berühmtestes Urteil zunutze zu machen. Zwei Frauen beanspruchten einen Säugling als eigenes Kind und wurden vor den König gebracht. Salomo hörte beide an, und da er nicht zu sagen wusste, welche der Frauen die Wahrheit sprach und welche log, schlug er vor, den Säugling entzweizuschneiden und eine Hälfte der einen und eine Hälfte der anderen zu geben. Die eine Frau stimmte dem Vorschlag zu, die andere aber flehte, sie bestehe nicht auf dem Kind und nehme alle Schuld auf sich, möge bloß das Leben des Kindes verschont bleiben. Und so erkannte König Salomo die wahre Mutter.

Sterbehilfe und Abtreibung berühren sich natürlich auch direkt. Jede Abtreibung ist implizit eine Entscheidung gegen die Möglichkeit menschlichen Lebens und damit, milde gesprochen, eine Form der Sterbehilfe. Noch immer gilt Abtreibung in vielen Staaten der Welt als Tötungsdelikt, auch in Deutschland, wo sie lediglich strafrechtlich unter bestimmten Voraussetzungen nicht länger geahndet wird.

Strikt gesehen aber bleibt eine Abtreibung aus Unlust am Kind Sterbehilfe als Lifestyle-Entscheidung. Und ebenso strikt ist eine Abtreibung aus Mitleid gegenüber einem behinderten Kind eine verwandte Form der NS-Euthanasie, die auf Verachtung gründete. Die Wahlmöglichkeit gilt es aber zu preisen. Dass jede Frau über den Lebenswert des in ihr heranwachsenden Kindes entscheiden darf, ist für mich gar keine Frage. Und daher darf aus meiner persönlichen Missbilligung der Abtreibung gesunder Kinder kein rechtliches Urteil erwachsen. Jedem Menschen steht es frei, Schuld auf sich zu laden; jedem Menschen steht es frei, auf Nachkommen zu verzichten. Dass nicht jeder Kinder hat, gehört für manche zu den Mysterien des Lebens. Seltsamerweise gehört es aber auch zum natürlichen Überlebenstrieb unserer Gattung und ist vielleicht gut so.

Gleichzeitig fordere ich aber: Forciert die Reproduktionsmedizin! Forscht! Erlaubt alles nur erdenklich Mögliche, damit Menschen, die sich Kinder wünschen und auf natürlichem Wege keine bekommen können, mittels moderner Medizin Nachkommen in die Welt setzen. Denn jeder Mensch hat das Recht, sich fortzupflanzen. Mehr noch: Unsere Gene haben das Recht auf Fortbestand unabhängig von uns und über unseren Tod hinaus. Es gibt ein Existenzrecht der Gene.

5

Was sagt eigentlich der Eid des Hippokrates zum Thema Sterbehilfe? Zugestanden, der Eid ist in Deutschland nicht verpflichtend für die ärztliche Approbation, wird aber dennoch bei der Zeremonie feierlich verlesen, und es kommt wohl nur selten vor, dass Kandidaten den Schwur ablehnen. Auch halte ich nicht viel auf je nach Argumentationslage vorgehaltene Pflichten und Fakultativa. Denn wann immer es den Ärzten im Angesicht des Lebensernstes um ihre Selbstachtung geht, sind sie doch rasch wieder bei den Ursprüngen ihrer medizinischen Ethik und sehen sich in der Tradition der Ärzteschule von Kos.

Ich meine sogar, dass der Eid des Hippokrates weniger Soll und Muss ist als vielmehr Wunsch und Ursache für die Entscheidung eines Menschen, Arzt zu werden. Gerade weil junge Menschen eine Idealverwandtschaft mit den Aussagen des Hippokrates empfinden, wählen sie für sich das Studium der Medizin und nicht umgekehrt. Dass Medizinstudenten während des Studiums lernen müssten, den Eid des Hippokrates zu befolgen, bezweifle ich.

Als die deutschen Ärzte vor ein paar Jahren im Auftrag der Bundesärztekammer gefragt wurden, was sie von der Sterbehilfe hielten, lehnten 61 Prozent der Befragten sie ab, und zwar mit Verweis darauf, dass »ärztliche Suizidhilfe gegen den hippokratischen Eid und damit gegen das medizinische Ethos verstoße«. Tatsächlich heißt es im Eid des Hippokrates:

Ich werde niemandem ein tödliches Gift geben, auch nicht, wenn ich darum gebeten werde, und ich werde auch niemanden dabei beraten.

Die Formulierung ist eindeutig, und ich bin ehrlicherweise bereit, diese Einstellung zu akzeptieren, sofern diese Regel stringent befolgt und der Eid des Hippokrates nicht nach Maßgabe des Mal-hü-mal-hott ausgelegt wird. Winkelzüge aber lasse ich nicht gelten – dafür ist das Thema des menschlichen Lebens und Sterbens sowie die Möglichkeit, dem Anfang und dem Ende medizinisch beiseitezustehen, zu existenziell. Im Anschluss an das Verbot jeglicher Sterbehilfe steht indes im Eid des Hippokrates folgendes Verbot:

Auch werde ich keiner Frau ein Abtreibungsmittel geben. Rein und fromm werde ich mein Leben und meine Kunst bewahren.

Wie nun, denke ich: Wenn die Ablehnung der Sterbehilfe durch die deutsche Ärzteschaft mit Verweis auf den Eid des Hippokrates erfolgt, dann kann doch nicht die gleiche Ärzteschaft trotz des hippokratischen Verbots Abtreibungen zulassen und durchführen? Auch griffe die Forderung, die Ärzte nicht mehr auf Hippokrates zu vereidigen oder ihnen die Berufung auf ihn zu untersagen, zu kurz, weil die Ausübung des Arztberufs ethisch und unethisch sein kann, aber qua Selbstverständnis der Medizin nie ethiklos.

Das ist ein weiterer Punkt, aus dem ersichtlich wird, dass das Verbot der Sterbehilfe größtenteils einer kulturellen und sozialen Einstellung folgt, die von Zeit zu Zeit einer schonenden Anpassung bedarf. Durch die immer weitere Verlängerung des Lebens und das entsprechende Hinausschieben des Todes haben sich unsere Wahrnehmung des Todes und die Qualität des Sterbens verändert. Das unbedingte Abtreibungsverbot unserer Vorfahren kann nicht mehr gelten, weil die menschliche Fortpflanzung bald nur noch rudimentär mit der natürlichen Schwangerschaft verwandt sein wird. Ebenso aber darf auch Sterbehilfe kein Tabu sein, weil sich der Weg in den Tod immer mehr wandelt von einem machtlosen Sterben hin zu einem aktiven Abschiednehmen.

Das andere, wonach die Bundesärztekammer ihre Ärzteschaft fragte, war die Frage des Nudgings: Werden sich Kranke und Alte genötigt fühlen, Sterbehilfe in Anspruch zu nehmen? Wenn ich mir vorstelle, wer aus flächendeckender Sterbehilfe Nutzen zöge, ist das eine durchaus berechtigte und reizvolle Frage. *Oma, du kostest nur noch* – erstaunlich, wer alles neben Kindern und Enkeln diesen Gedanken sein Eigen nennen muss.

Anfang 2014 hat eine andere Umfrage ergeben, dass mehr als zwei Drittel der Deutschen gegen ein gesetzlich verankertes Verbot der Sterbehilfe sind. Siebzig Prozent der Befragten würden bei einer schweren Erkrankung die Möglichkeit haben wollen, auf ärztliche Hilfe bei der Selbsttötung zurückgreifen zu können. Nun hängen Umfrageergebnisse bekanntlich davon ab, wie die Fragen gestellt werden. Mit anderen Worten: Wie bei der Umfrage unter den Ärzten war es auch das Ziel dieser Umfrage, eine bestimmte und gewünschte Meinung von einer Mehrheit bestätigt zu bekommen.

Diese große, allgemeine Umfrage zur Sterbehilfe wurde von der Krankenkasse DAK-Gesundheit in Auftrag gegeben. Die DAK-Gesundheit kommt immerhin auf rund sechs Millionen Versicherte. Fragt sich also: Was für ein Interesse kann eine gesetzliche Krankenkasse daran haben, dass Sterbehilfe mehrheitlich befürwortet wird, wenn es nicht ökonomische Interessen sind?

Die demografische Entwicklung – also die allgemein wachsende Lebenserwartung, potenziert durch die weiter sinkenden Geburtenraten – führt zu unaufhaltsam steigenden Kosten in allen Bereichen des Sozialstaats. Dass es vor ein paar Jahren den Vorschlag eines deutschen Politikers gab, bei Menschen über 85 Jahren keine kostspieligen Operationen mehr durchzuführen, wundert da nicht. Mehr und längere Rentenzahlungen, Mehrkosten für die medizinische Versorgung, Milliarden für die Pflege – dass das alles nicht zu bezahlen ist, weiß der Volksmund längst und lacht nur noch zynisch: Siehst du einen Rentner über die Straße gehen, so drück aufs Gas, der Finanzminister dankts. Was hingegen verwundert, war damals und ist auch heute noch die schlecht geheuchelte Aufregung über die nicht einmal besonders originelle Forderung eines Politikers.

Natürlich sind die lauernden Gefahren nicht zu übersehen, und sie weisen wie schon so oft in eine totalitäre und dystopische Richtung. Das Altern für volkswirtschaftliche Zwecke zu instrumentalisieren entwürdigt den Menschen als Individuum (aber entwürdigt nicht jede Instrumentalisierung den Menschen als Individuum?). Und es tut dies womöglich viel mehr, als ein schmerzfreier Tod dem Menschen an Würde und Selbstbestimmtheit zu bewahren weiß. Sich jedoch der Tatsache moralisch reinen Gewissens zu verschließen, dass *Opa, du kostest nur noch* in vielen Familien beim Feierabendbier nur selten besprochen wird, macht die Sache ganz gewiss nicht besser.

Die Entwicklung ist übrigens nicht allein auf Europa beschränkt. Der japanische Finanzminister forderte unlängst die Pflegebedürftigen in seinem Land dazu auf, schneller zu sterben. Aber Japan ist anders. Die japanische Einstellung zum eigenen Leben ist eine der ästhetischen Unterordnung. Japanische Ehre wird auch heute noch weniger individuell als kollektiv verstanden. Und vielleicht wollte der japanische Politiker lediglich ein politisches Sommerloch stopfen.

Ich bleibe mit Bedacht in Europa. Wohl auch, weil in Europa diejenigen, die Dystopien am schwärzesten an die Wand gemalt haben, auch stets selbst für die schwärzesten Dystopien verantwortlich waren. Ja, wahrscheinlich lehne ich den Dystopieglauben gerade deswegen per se ab. Die atomare Aufrüstung galt der Friedensbewegung als direkter Weg in den Dritten Weltkrieg. Und die Sterbehilfe wird dazu führen, dass Alte und Kranke wie Müll entsorgt werden. Ich befürchte indes, dass erst eine atomare Nichtaufrüstung zu einem Krieg geführt hätte (ebenso wie rote Linien aufzuzeigen, deren Überschreiten dann aber tatenlos zu dulden, der schädlichste Weg ist, Friedenspolitik zu betreiben).

Und so sehe ich auch keine Gefahr, dass Tausende Rentner in den assistierten Selbstmord getrieben werden. Ich sehe nicht die Bedrohung, dass der deutsche Staat oder die Europäische Union Sterbehilfe bewerben. Ich meine nicht, dass die Einführung des assistierten Selbstmordes dazu führen wird, dass wir unseren Eltern unter Einbeziehung des Kosten-Nutzen-Faktors den Tod werden schmackhaft machen wollen.

Im Gegenteil: Dürften sterbenskranke Menschen frei vom Darüber-redet-man-nicht ihren Sterbewunsch äußern, ließe sich die emotionale Bindung zwischen Kranken und Angehörigen erneuern. Wir würden weniger tabuisiert über den Abschied sprechen, weil wir darüber sprechen müssten. Und was schweißt mehr zusammen als das geteilte Wissen um den baldigen Abschied?

6

Wir müssen weg vom Tod als Zwang und hin zum Tod als Option. Das ist der einzige Weg, den Schmerz des Sterbens erträglich zu machen und die aus den Fugen geratene Lebensgerechtigkeit wiederherzustellen. Denn je mehr wir uns dank medizinischem Fortschritt das Leben untertan machen, je mehr wir die Natürlichkeit des Todes schmälern, desto schwerer wiegt auch unsere Schuld vor unserem seelischen Sein. Desto eher müssen wir, wo Leid ist, dieses medizinisch und biotechnologisch lindern. Desto aktiver müssen wir unseren immer länger währenden Lebensabend verkürzen.

Wie lang starben Menschen früher? Ein paar Wochen, höchstens dauerte es einen Monat. Heute indes sterben Menschen zu häufig zu lang: über Jahre hinweg, wartend wie ehedem auf die Erlösung von körperlichen Gebrechen, aber nicht mehr wie vormals mit Salben und Gebeten, sondern umarmt von Schläuchen und Kanülen. Oder, im Falle von Demenzkranken, ohne Schläuche, dafür aber auch ohne Verstand.

Ich habe in einem hundert Jahre alten Brockhaus nachgeschlagen. Da steht unter dem Eintrag Euthanasie: »Euthanasie: Todeslinderung, dasjenige Verfahren, durch welches der Arzt den als unvermeidlich erkannten Tod für den Sterbenden möglichst leicht und schmerzlos zu machen sucht.« Und dann habe ich im gleichen Brockhaus unter dem Eintrag Tod nachgeschlagen: »Tod: das endgültige Aufhören des Stoffwechsels und der übrigen Lebensfähigkeiten.«

Und weiter steht da: »Die Lebensdauer des Menschen reicht beim natürlichen Verlauf des Lebens gewöhnlich bis in die siebziger oder achtziger Jahre, bisweilen auch noch etwas weiter, und der Tod erfolgt hier ohne vorhergegangene Krankheit, ohne nachweisbare spezielle Ursache, sanft und allmählich, oder rasch, merklich und mit Bewusstsein, oder unvermerkt im Schlafe, durch sogenannte Altersschwäche.«

Wir sind mittlerweile imstande, beinahe alle Funktionen des lebensdefinierenden Stoffwechsels künstlich zu gewährleisten. Wo eine Niere oder eine Leber nicht funktioniert, übernimmt ein Gerät deren Aufgaben. Das Herz schlägt nicht? Auch das bekommen die Ärzte hin. Unter der Voraussetzung des ausgeschalteten, schlafenden oder kurzum toten Gehirns sind die meisten organischen Lebensfunktionen abbildbar und der Tod im konventionellen Sinne abgeschafft.

Dass ein solches Leben nicht lebenswert ist, weil es eben kein Leben mehr ist, setze ich hier voraus. Wer meint, der hirntote Patient sei ein lebender Patient, der hat die Folgen des medizinischen Fortschritts nicht richtig erfasst. Der weigert sich zu erkennen, dass wir heute zwar in der Lage sind, den Tod in Schach zu halten, uns damit aber zugleich in ein Lebenspatt versetzt haben.

So sieht nämlich mein dystopischer Weltentwurf aus: nicht Sterbehilfe überall, sondern Hallen mit Halbtoten, die nicht sterben dürfen, weil wir den Tod im Angesicht einer vermeintlichen Lebensheiligkeit nicht zulassen. Sind Organe kaputt? Kein Problem, wir haben künstliche Organe. Wir können das Organ nicht ersetzen? Kein Problem, dann lagern wir die Funktionen aus und ketten den Patienten an Schläuche und Kanülen. Ist das Gehirn müde gelaufen, sind die Synapsen verrostet, ist der Schmerz unerträglich? Auch das ist kein Problem: Dann fahren wir das Denken und Fühlen auf ein Minimum zurück. Lasst uns sedieren, was das Zeug hält! Als würde dadurch auch die Pflege leichter für die hilflosen Angehörigen und das chronisch überforderte Pflegepersonal in den Heimen aka Untotenhäusern.

Nur eines gestehen wir dem Menschen nicht zu: dass sich sein Lebenswille erschöpft. Wir weigern uns einzusehen, dass das längst kein Mensch mehr ist, für dessen Körper zig Maschinen arbeiten, um alte Biomasse vor Fäulnis zu bewahren. Und zugleich beschwören wir unsere Urangst vor Geistern. Wenn nämlich Geister menschliche Seelen zwischen Leben und Tod sind, so rufen wir gerade eine Armee von Geistern aus, die lautlos darum flehen, ihre letzte Ruhe finden zu dürfen.

Die Fixierung auf das diesseitige Sein ist nachvollziehbare Folge einer jahrhundertelang kultivierten Jenseitshörigkeit des christlichen Abendlandes. In unserem europäischen Weltbild kämpften die Menschen immerzu gegen Verderben bringende Epidemien. Zu gern fanden sie dabei Zuspruch und Trost in der beschwichtigenden Erkenntnis, dass das Leben nur ein Zwischenschritt ist, eine schmerzvolle Unterbrechung jener Ewigkeit, die vor der Geburt war und nach dem Tod gewiss wieder kommen wird.

Bestärkt wurde dieser Glaube durch die Erfahrungen des Mittelalters und der frühen Neuzeit. Es ist bezeichnend, dass die Pest in Europa nicht lediglich eine Krankheit ist, sondern der personifizierte Schwarze Tod. Was wunder, wenn wir als Reaktion auf diese kollektive Erfahrung heute, da der medizinische Fortschritt es ermöglicht, den Tod und das Sterben ausblenden und uns in das diesseitige Sein flüchten. Unsere Lebensethik ist ein Traumapatient, der nicht wahrhaben möchte, dass der Tod ein natürlicher Bestandteil des Lebens ist.

Von dieser kulturellen Angst müssen wir uns lösen. Dazu gehört, dass der Mensch nicht gezwungen werden darf, bis zum Letzten am Leben zu bleiben. Vor allem nicht, da dieses Letzte nicht mehr natürlich erreicht wird. Die allgemein wachsende Lebenserwartung ist eine wunderbare Errungenschaft. *Vor hundert Jahren reichte die Lebensdauer bis in die siebziger oder achtziger Jahre, bisweilen auch noch etwas weiter.* Neuerdings runzeln wir die Stirn, wenn Menschen vor ihrem neunzigsten Geburtstag sterben. Und die Chancen stehen gut, dass die heute Geborenen im Durchschnitt fast hundert Jahre alt werden.

Ich bin ein Befürworter medizinischen Fortschritts. Ich wünsche mir, dass wir uns Organe aus unseren körpereigenen Zellen züchten können, um Komplikationen bei der Organtransplantation auszuschließen, und weil Organhandel kein lukratives Geschäftsmodell sein darf. Die Forschung ist mir lieb und teuer, und ich störe mich nicht an tiefgefrorenen Zellklumpen, die darauf warten, verpflanzt und aktiviert zu werden. Ich wünsche mir auch, dass kranke Organe bis ins hohe Alter ersetzt werden können. Dass das Schicksal einer Infektion, eines Unfalls oder gar eines Tumors niemandes Todesurteil mehr ist. Ich wünsche mir, dass Menschen nicht nur neunzig Jahre alt werden, sondern auch hundert und hundertzehn. Und ich weiß, dass die Gesundheitsversorgung und die hohe Lebenserwartung einen Tribut einfordern: Wir müssen akzeptieren und erlauben, dass wer sehr lang nicht sterben muss, irgendwann freilich sterben darf.

7

Es gibt einen mir nahe stehenden Menschen, der vor einigen Jahren schwer erkrankte. Ob er überleben würde, war ungewiss. Ich sah ihn ein paar Mal im Krankenhaus und dann erst in der Freiheit der Rehabilitation und beruflichen Wiederkehr. Dass er überlebt hat, dafür Dank.

Was er im Verlauf seiner Krankheit gelernt hat, verstehe ich nur zum Teil. Er meinte, er habe während der überaus schmerzvollen Monate auf der Intensivstation letztlich nur einen Wunsch gehabt: gehen zu dürfen, sollte der Schmerz unerträglich werden. Er sagte: »Wenn ich wenigstens gewusst hätte, dass ich theoretisch dem Schmerz ein Ende setzen könnte, dann wäre das eine große Erleichterung gewesen.«

Wir Menschen sind doch widerspenstige Lebewesen. Wir fordern Wahlfreiheit, um dann das Gleiche tun zu dürfen, was wir ehedem hätten tun müssen, und preisen uns dabei für unsere Selbstbestimmtheit. Allein die Möglichkeit, sich auch gegen etwas entscheiden zu können, halten wir für ein schützenswertes Gut des Individuums.

Ich möchte diese Wahlfreiheit »Exitstrategie« nennen. Die Tür am Ende, deren Klinke jeder Mensch selbst drücken kann, ist die einzig garantierte Befreiung von Schmerz und Ungewissheit. Und wer weiß, vielleicht würde diese Möglichkeit, gehen zu dürfen, mehr Menschen von einem Selbstmord abhalten.

Den Begriff »Exitstrategie« in Bezug auf den Tod habe ich das erste Mal bei Wolfgang Herrndorf gelesen. Der Fall ist bedrückend in seiner Lebensachtung. Herrndorf, bei dem im Alter von 44 Jahren ein bösartiger Hirntumor entdeckt wird, flüchtet sich in der ihm verbleibenden Zeit ins Schreiben, beendet den Roman *Tschick*, der zu einem Bestseller wird, schreibt *Sand*, wofür er mit dem Preis der Leipziger Buchmesse ausgezeichnet wird, begleitet Krankheit und Schreibwut mit dem Blog *Arbeit und Struktur* und erschießt sich im Sommer 2013, als der Tumor trotz Chemotherapie und Operationen letztlich sein Sprachzentrum angreift. Relativ bald nach der Diagnose schreibt Herrndorf in seinem Blog: »Was ich brauche, ist eine Exitstrategie.«

Mich betrübt es, das Ende eines menschlichen Lebens einem Ausstiegsszenario unterzuordnen. Ja, es scheint mir des Menschenlebens unwürdig. Ist es nicht erniedrigend, dass ein sterbenskranker Erwachsener sich einen geheimen (bisweilen illegalen) Plan zurechtlegen muss, um aus einem Leben zu scheiden, über das offensichtlich ein schreckliches Todesurteil gesprochen ist? Strategien sind etwas für Business Ventures und Kriegsschauplätze – aber doch nicht für ein einzelnes, unglückliches Leben, für eines Einzelnen unglücklichen Tod.

Wohlgemerkt: Ich meine hier nicht den Selbstmörder, der sich in überbordendem Egoismus vor den fahrenden Zug wirft oder mitten auf der Autobahn die Handbremse zieht und so nicht nur sein eigenes Leben beendet, sondern dabei in Kauf nimmt, dass andere körperlichen und – wie der Lokführer, der nicht mehr rechtzeitig bremsen kann – psychischen Schaden davontragen. Diesem Selbstmörder – und auch dem Amokläufer – ist das gleichgültig, weil in seiner Vorstellung entweder alle Welt Schuld und Anteil an seinem Unglück hat oder für ihn gar nicht mehr existiert. Nein, ich spreche hier ausschließlich von der tragischen Erkenntnis, dass das eigene Leben nicht zu retten ist und das bevorstehende Ende überaus schmerzvoll und schrecklich sein wird.

Und daher verneige ich mich vor dem Mut Herrndorfs, sich mit einem Revolver in den Kopf zu schießen. Ob ich diesen Mut aufgebracht hätte, weiß ich nicht. Ich bestreite auch nicht, dass es Mutes bedarf, um sich für sein eigenes Lebensende zu entscheiden. Mutes ja, aber eben nicht planender und heimlicher Illegalität, nur weil unsere Gesellschaft den Tod nicht zu akzeptieren bereit ist. Grausam sind wir, die wir uns selbst stets als mitfühlend bezeichnen, wenn wir Menschen in Todesnähe keinen würdigen und ruhigen Weg wenigstens zur Wahl stellen.

Was haben die Gegner der Sterbehilfe einem Wolfgang Herrndorf zu bieten? Soll sich ein Tumorpatient auf seine letzten Tage in ein Hospiz begeben. Möglichst schmerzfrei werden Ärzte und Schwestern ihm die letzten Wochen, vielleicht auch Monate bereiten. Die Wahnvorstellungen werden dem Sterbenden zusetzen, der mal langsam, mal ruckartig die Gewalt über seinen Verstand verliert. Und es wird der Tag kommen, an dem die Motorik aussetzt und zunächst der Schließmuskel und dann der Schluckreflex einem nicht mehr gehorchen. Dann wird der Patient ans Bett gefesselt (zu seiner eigenen Sicherheit), beatmet, ernährt, gewindelt und gelagert. Solange das vegetative Zentrum funktioniert, werden Kohlenhydrate und Sauerstoff in die immer sinnloser werdende Körperhülle gepumpt, während der Geist des Patienten dämmert, vielleicht noch eine Zeit lang wissend um die Hilflosigkeit des Menschen, der er mal war.

Dieses Leben besteht nur, weil die Medizin ausschließlich darauf zielt, es zu erhalten. Das ist der wohl schwerwiegendste Fehler des modernen Gesundheitssystems. Hier müssen wir neu denken. Denn im Glauben an Schicksal und Lebenszweck haben wir es zu gut gemeint mit dem Lebenserhalt. Es ist eine traurige Wahrheit: »Gute Besserung« ist nicht immer die richtige Verabschiedung nach der ärztlichen Visite. Manchmal sind Patienten tatsächlich nur noch »Patienten« in der eigentlichen Bedeutung des Wortes: geduldig Leidende.

Wehe aber, wenn irgendwann der Geduldsfaden des Leidens zu reißen droht. Wie sollen sich denn bei der heutigen Rechtslage und dem Druck des Dogmatismus Krankenschwestern und Ärzte verhalten, wenn ein Patient, der noch selbstständig essen und trinken kann, die Nahrungsaufnahme verweigert? Aus Angst vor der ewigen und disziplinarischen Verdammnis degradieren wir unsere Pfleger zu Wärtern und unsere Patienten zu Stoffwechselautomaten.

Angenommen aber, ich könnte als Leidender mitteilen, dass ich nicht mehr leben will. Dass die Medikamente, die mich so lang hielten, ihre Schuldigkeit getan haben. Wäre es da nicht wichtig, sterben zu dürfen? Nach traurigen, aber auch beruhigenden Gesprächen mit meinen Angehörigen, mit Ärzten, mit Vertretern meines Glaubens? Vielleicht verabschiede ich mich von meinen Mitleidenden, die noch mehr Lebenswillen in sich haben, und handele dann, begleitet von meiner Familie, assistiert von einem Arzt, begleitet vielleicht auch von einem Geistlichen, ein letztes Mal aktiv.

Und angenommen, ich könnte als Leidender physisch nicht mehr selbst handeln und den Becher heben: Ist es denn so viel weniger arg, ein Glas auf den Nachttisch zu stellen, als es dem dankbaren und willigen Patienten an den Mund zu führen? Die Rechtslage ist hier besonders naiv und hölzern. Wir unterteilen strafrechtlich zwischen dem selbstständigen Trinken – Heben des Bechers, Heranführen an den Mund, Mund öffnen, Kippen, Schlucken – und dem bloßen Bereitstellen des Gifts. Das ist absurd, weil sich hier der Wille des Sterbenden der Unterscheidung von Tun und Unterlassen fügen soll, während diese Unterscheidung doch ihrerseits nur zu Hilfszwecken fingiert wurde. Alles, was zählt, ist der Wille des Sterbenden.

Wenn ein Mensch mich bittet, ihn von seinen Qualen zu erlösen, dann macht es keinen Unterschied, ob er den Becher hält oder ich. Oder gar ob ich ihm Gift einflöße, injiziere oder als Pflaster auf den Unterarm klebe. In all diesen Fällen begeht der eine an dem anderen einen Tötungsakt, und die Frage, die wir stellen müssen, lautet: Können wir diese Tötung rechtfertigen oder nicht?

Was dann natürlich bleibt, sind die persönlichen Gewissensbisse. Ja, der Tod ist ein menschliches Dilemma. Und es ist gut, dass wir uns mit dem Tod schwertun. Jeden Menschen, der einen anderen Menschen hat sterben sehen, begleitet die Frage: »Was wäre, wenn?« Was wäre, wenn die neue Therapie doch noch angeschlagen hätte? Was wäre, wenn eine weitere Operation zum ersehnten Erfolg geführt hätte?

Schmerzvollerweise gehört es zum Leben dazu, zu akzeptieren, dass diese Fragen unbeantwortet bleiben. Bloß aber um des eigenen vermeintlich reinen Gewissens willen seine Nächsten Schmerzen leiden zu lassen, um sich dann sagen zu können, wir hätten ja alles probiert, ist kleinmütig. Denn das eigene Gewissen bleibt weder ganz rein, wenn wir dem leidenden Sterbenden den Tod verweigern, noch wird das eigene Gewissen ganz beschmutzt, wenn wir ihm diesen Tod ermöglichen.

So häufig schon habe ich Menschen sagen hören, dass ihre alten und kranken Angehörigen immer mehr zu kleinen Kindern werden. Beide empfinden Schmerz und Wohligkeit, aber sie können ihren Verstand nicht nutzen – die einen noch nicht, die anderen nicht mehr. Vielleicht müssen wir diese Erfahrung nur in die Wirklichkeit der Lebenspraxis übersetzen. Ist der Punkt des selbstständigen und selbstbestimmten Lebens dauerhaft überschritten und wünscht sich der nur noch am Leben Gehaltene den Tod, dann haben wir Mitmenschen die Pflicht zu helfen.

Wir sollten also klar trennen zwischen den Menschen, die leben, und den Menschen, die *am Leben gehalten* werden. Dann könnten manche Zweifler die wahre Bedeutung von Sterbehilfe verstehen: Wir helfen nicht Menschen beim Sterben, sondern hören auf, sie am Leben zu halten.

Ich muss noch einmal auf meine alte Dame zurückkommen. Natürlich ging ihr Tod nicht so glatt und leidensfrei vonstatten. Als die alte Dame in das Diakonissenkrankenhaus eingeliefert wurde, waren Ärzte und Pfleger überfordert (und ich möchte nicht wissen, wie häufig deutsche Ärzte in solchen Fällen überfordert sind).

Die Ärzte trafen auf eine Frau über neunzig, die Kinder, Enkelkinder und ein Urenkelkind erlebt hatte, die einen ruhigen, langen und friedlichen Lebensabend in relativem Wohlstand verbracht hatte, die am liebsten auch nie ins Krankenhaus eingeliefert worden wäre und stets darum gebeten hatte, daheimbleiben zu dürfen.

Auf der anderen Seite sahen sie die Angehörigen.

Der besorgte Sohn und die liebenden Enkelkinder, für die plötzlich das Leben der alten Dame an einem seidenen Faden hing, und die sich – so sind wir Menschen – nichts sehnlicher wünschten, als dass alles so bleibt, wie es bis vor Kurzem war: mit Aufregungen und Besuchen und Fotos von Familienfeiern, auf denen die Jungen wachsen und die Alten älter werden und doch immer unter uns Lebenden bleiben.

Und auf der dritten Seite sahen die Ärzte einen Menschen mit einer Blutvergiftung und einem kaputten Bypass. Und so handelten sie auch, bestärkt durch die menschliche Verdrängung des Todes und bestärkt durch die Kodifizierung dieser Verdrängung in dem von ihnen geleisteten hippokratischen Eid. Gleich nach der Ankunft im Krankenhaus lief eine Maschinerie an, die immer nur ein Ziel vor Augen hatte: den Menschen am Leben halten, die Krankheit behandeln und heilen. Im Falle der alten Dame hieß diese Maschinerie: Operation.

Also durfte sie nicht trinken und nicht essen und wurde mit Untersuchungen und Vorbereitungen gequält, während sie sich wand und lediglich darum bat, in Ruhe gelassen zu werden. Wahrscheinlich beschleunigte just diese auf den Lebenserhalt zielende Vorbereitung die Vergiftung und den Verfall des geschwächten Körpers nur noch mehr. Ja, wahrscheinlich führten die lebenserhaltenden Maßnahmen dazu, dass das Leben der alten Dame im Gegenteil sogar verkürzt wurde. Diese Folgen freilich nimmt unser moralisches Gebäude in Kauf. Dass ein Patient während des Versuchs, sein Leben zu retten, stirbt und womöglich früher stirbt als ohne diesen Versuch, ist Grundvoraussetzung jedes therapeutischen Eingriffs. Ohne sie gäbe es keine Medizin.

Die Angehörigen konnten zu dem Zeitpunkt nicht sehen, dass die alte Dame nicht hätte therapiert werden dürfen. Sie sahen es nicht, weil es der Lebenswille des Menschen verbietet. Weil wir die Unausweichlichkeit des Todes bei unseren Lieben nicht erkennen wollen. Weil wir eher bereit sind, immer weiter zu behandeln. Weil wir immer noch hoffen.

Warum aber bestanden dann auch die Ärzte auf einer Operation? Warum geht unser Gesundheitssystem so borniert mit dem Schutz sterbenden Lebens um, statt anzuerkennen, dass sich das Leben seinen Weg bahnt – bis in den Tod?

Früher gelangte man irgendwann an einen Punkt, da der Arzt den Kopf schüttelte und den Patienten seinen Angehörigen, den Schwestern und dem Pfarrer anvertraute. Der Kranke mochte noch leben, vielleicht sogar noch einige Zeit, aber medizinisch war nichts mehr zu machen. Der Arzt packte seinen Koffer und ging zum nächsten Patienten.

Segen und Fluch unserer Medizin ist, dass wir fast immer noch irgendetwas tun können, um den Tod aufzuschieben, und sei es nur ein wenig. Dabei frage ich mich, ob sich dieser zeitliche Aufschub tatsächlich proportional zu den Kosten des Seelenheils verhält. Oder ob wir damit nicht den Menschen auf den letzten Metern des Lebens brechen. Das, meine ich, wäre eine größere Schuld.

8

Bisher war von Alten und Kranken die Rede. Von Menschen also, die dem Tod nahe sind und denen wir das Leben, das wir zuvor durch die Medizin künstlich verlängert haben, wiederum künstlich verkürzen, indem wir ihnen erlauben zu sterben.

Was aber ist alt, und was heißt krank?

Vor einigen Jahren ging der Fall des englischen Rugbyspielers Daniel James durch die Presse. James hatte sich beim Training in einer der für Rugby bezeichnenden Menschenpyramiden an der Wirbelsäule schwer verletzt. Er war Hakler und hatte während des Gemenges unten gelegen. Trotz zahlreicher Operationen blieb James vom Halswirbel abwärts querschnittsgelähmt. Nach der Reha konnte er wieder seine Fingerspitzen bewegen.

Drei Mal versuchte James, sich selbst zu töten. Zwei Mal durch Überdosis, ein Mal, indem er sich auf ein Messer fallen ließ. Nach jedem Selbstmordversuch wurde er psychologisch betreut, und die Gutachten beschieden ihm volle Zurechnungsfähigkeit. James hatte nach seinem tragischen Unfall nicht nur den Willen zu leben verloren, sondern sich überdies vorgenommen, alles zu tun, um zu sterben. Im September 2008 reiste James in die Schweiz und nahm Sterbehilfe in Anspruch.

Das Problem mit Daniel James: Er war nicht sterbenskrank. Und er war 23 Jahre alt.

Natürlich wird, wenn Sterbehilfe in Deutschland legal eingeführt ist, der Großteil aller Menschen, die Sterbehilfeberatung in Anspruch nehmen, alt und gebrechlich sein. Das werden Menschen sein, die gut und lang oder schlecht und lang gelebt haben und für die die Zeit zum Abschied gekommen ist.

Die zweite große Gruppe wird die der sterbenskranken Leidenden jungen, mittleren und, dank der Medizin, immer höheren Alters sein. Diese Menschen werden an Krebs, multipler Sklerose, Parkinson, Demenz, Mukoviszidose, Aids und anderen schweren und tödlichen Krankheiten leiden. Es werden also Menschen an die Sterbehilfeberatung herantreten, die zwar noch nicht sehr alt sind, jedoch unheilbar krank, mit gravierenden Schmerzen und der flehenden Bitte, in Ruhe und Würde Abschied nehmen zu dürfen.

Und dann wird es die Ausreißer geben: Menschen, die schwere Behinderungen haben, die nach einem Unfall an den Rollstuhl gefesselt sind, die nach einem Schlaganfall ganz oder zu einem Großteil gelähmt sind. Menschen also, die gewiss leben könnten und unter denen es sicherlich viele gibt – es werden die meisten sein –, die auch weiter leben möchten. Aber just nicht alle. Und unter diesen Sterbewilligen wird es Menschen jeglichen Alters geben. Wie den 23-jährigen Daniel James, oder wie die 43-jährige Belgierin, die nach einem Schlaganfall gelähmt war und in der Folge nicht mehr leben wollte. Auch Carine – so nannte sie Martina Keller in ihrer Reportage für die *ZEIT*[2] – nahm Sterbehilfe in Anspruch, stieß kurz vor ihrem Tod mit ihrer Familie auf die gemeinsam verbrachte Zeit an und ließ sich sogleich danach die noch intakten Organe zwecks Spende entnehmen. War ihr Leben – sie war im Besitz ihrer Geisteskraft, litt auch keine

[2] Martina Keller, »Carine, 43, lässt sich töten«, Die *ZEIT* vom 24.10.2011.

besonderen körperlichen Schmerzen – etwa nicht lebenswert? Meine innere Stimme ruft: Doch, dieses Leben war gewiss lebenswert. Ich weiß nicht, wie ich mich fühlen würde, wäre ich in der Folge eines Schlaganfalls gelähmt, und kann daher nur hoffen, dass ich nicht meinen Lebenswillen verlöre. Indes ist diese Hoffnung, die ich für mich hege, persönlicher Natur, und ich bezweifle, ob sie mir auch das Recht gibt, über den gesunden Lebens- und Sterbewillen anderer Menschen zu urteilen.

Und dann wird es noch jüngere geben: Minderjährige und Kinder, die wiederum sterbenskrank sind und die möglicherweise ihr Leben lang nichts als Schmerz erfahren haben. Diese Kinder werden irgendwann ein Alter erreichen, in dem sie verstehen, dass sie dem Schmerz und damit auch ihrem Leben ein Ende bereiten könnten. Und es wird Kinder geben, die für sich den Tod wählen werden. Diese Kinder werden ihre Eltern anflehen, und was sollen wir dann tun?

Es gibt zwei Zitate aus dem *Geschichtswerk* des antiken Historikers Herodot, die mir, was den Tod von Kindern betrifft, immer nahegegangen sind. Das eine Zitat lautet:

> *Im Frieden begraben die Kinder die Eltern, im Kriege die Eltern die Kinder.*

Das andere Zitat lautet, frei zusammengefasst:

> *Wen die Götter lieben, den lassen sie jung sterben.*[3]

[3] Beide Zitate stehen im ersten Buch des *Geschichtswerks*: das eine im Zusammenhang mit den Perserkriegen, Herodot, I 87; das zweite, als der legendäre lydische König Krösus von dem Athener Solon wissen möchte, wer seiner Meinung nach der glücklichste Mensch sei, Herodot, I 31.

Die Sätze stehen nicht weit voneinander und scheinen doch so gegensätzlich. Wie kann es sein, dass Menschen, die von den Göttern geliebt werden und glücklich sind, auf der einen Seite früh sterben sollen und auf der anderen Seite dieser junge Tod als eine Folge des Krieges verurteilt wird? Keineswegs glorifiziert Herodot in seinem Buch den Krieg. Und ebenso wenig ruft er Menschen dazu auf, sich jung in den Tod zu stürzen. Vielleicht geht es schon eher darum, dass Menschen, die jung sterben, häufig zu Legenden werden, was schon in der Antike bemerkt wurde und was wir heute noch aus der Welt des Blitzlichts kennen: exzessiv leben und exzessiv feiern, bis es vorbei ist. Aber das ist nicht die einzige Botschaft dieses Zitats – und sicher nicht die wichtigste. Für mich geht es hier vor allem darum, dass der junge Tod einen vor den Gebrechen des Alters und den Schmerzen der Krankheit bewahrt. Umgedreht heißt dieser Gedanke: lieber ein schweres Leben und einen leichten Tod als ein leichtes Leben und einen schweren Tod. Ist das so? Und wenn ja, gilt das erst ab einem gewissen Alter und nicht für Jugendliche und Kinder?

Bekanntlich haben Kinder einen ungeheuren Lebenswillen, und in der Debatte um die Zulässigkeit der Sterbehilfe für Kinder werden sich deren Gegner insbesondere auf diesen jungen und besonders ausgeprägten Lebenswillen stützen. Das Argument wird dann lauten: Wir brauchen keine Sterbehilfe für Kinder, weil Kinder so sehr am Leben hängen. Ich finde, dass dies geradewegs ein Argument für und nicht gegen die Einführung der Sterbehilfe für Kinder ist. Denn wenn Kinder einen so viel stärkeren Lebenswillen haben, wenn sie trotz ihrer Krankheit so viel mehr am Leben hängen und die wenigen Momente der

Freude, die ihnen bleiben, mit so viel mehr Inbrunst genießen, dann müsste ihre Hemmschwelle, sich den Tod zu wünschen, auch dementsprechend höher sein als bei Erwachsenen. Dann müsste ein Kind oder ein Jugendlicher, der um Sterbehilfe bittet, erst recht seinen Lebenswillen verloren haben. Und wenn dem so ist und wir in der Lage sind, die Ernsthaftigkeit des Wunsches und die Zurechenbarkeit des Gedankens ärztlich und psychologisch zu begutachten, dann dürfen wir diesen sterbenskranken Kindern ihren Wunsch, zu sterben und erlöst zu werden, nicht verweigern.

Was wäre denn die Alternative? Sollen wir Jugendliche zynischerweise damit vertrösten, dass sie noch zu jung seien, eine solche Entscheidung zu treffen? Sollen wir vollen Ernstes einem sterbenden 16-Jährigen vorschlagen, er möge noch zwei Jahre warten, bis er 18 Jahre alt ist, und dann Sterbehilfe beantragen?

An diesem Punkt wird dann auch das andere Zitat von Herodot wieder wichtig, das verurteilt, wenn Kinder vor ihren Eltern sterben. Ich meine nicht, dass eine bestimmte Altersbeschränkung in der Sterbehilfe hilfreich sein kann. Der Einzelfall des Schicksals und die persönliche Reife des Patienten müssen hier mehr wiegen als das biologische Alter, das ohnehin durch Krankheit und Schmerz durcheinandergewirbelt wurde. Ich meine, dass dies sogar über das Alter von 18 Jahren hinaus gelten sollte und mithin auch für junge Erwachsene, wie der Fall von Daniel James zeigt.

Nach James' Unfall waren seine Eltern verständlicherweise der Angelpunkt seines Lebens. Dass James laut Gesetz erwachsen war, spielte in der existenziellen Frage von Leben und Tod keine besondere Rolle. Wir sehen in James' Schicksal zugleich das Leid seiner Eltern und in James selbst sofort auch einen verunglückten Sohn. James' Eltern begleiteten ihren Sohn in die Schweiz und mussten nach dessen Tod aufgrund ihrer Obhutspflicht ein Ermittlungsverfahren wegen Tötung auf Verlangen über sich ergehen lassen. Dabei kam während des Verfahrens unter anderem zutage, dass James seinen Eltern gedroht hatte, er würde von zu Hause ausziehen und sich zu Tode hungern, wenn sie ihn bei seinem Wunsch zu sterben nicht unterstützten.

Das Alter hat für den Sterbewillen eines Kranken schlicht keine Bedeutung, so wie auch Schmerz keine Rücksicht auf das Alter nimmt. Und daher scheint mir, dass sich die Unabhängigkeit der Sterbehilfe vom Alter des Sterbewilligen nicht besser begründen lässt als mit der Bitte eines erwachsenen Sohnes, sterben zu dürfen, und dem Streit darüber mit seinen Eltern.

9

Ich stellte mir vorhin vor, dass ich nach einem Schlaganfall gelähmt wäre, und fragte, ob mir mein eigener Lebenswille, auf dessen Fortbestand ich hoffe, auch das Recht gibt, über den Sterbewillen anderer zu urteilen. Die Antwort lautet: nein. Weder ich noch irgendwer anderes noch unsere Gesellschaft als Ganzes darf dieses Recht daraus ableiten. Denn dann müssten wir viel mehr reglementieren, verbieten und gebieten. Dann wäre unser Fortschritt heuchlerischer Art und täte bloß so, als würden die Menschen immer freier. Wer beständig nach den Rechten des Einzelnen ruft, der muss akzeptieren, dass jeder Einzelne in seinem Verständnis seiner individuellen Rechte auch einzigartig ist.

Die Gegner des Freiheitswillens in Bezug auf Leben und Sterben berufen sich gern auf die Religion. Indes hat die Ächtung der Sterbehilfe – des Selbstmords, der Abtreibung, der gleichgeschlechtlichen Liebe und so fort – nichts mit Religion zu tun, die häufig nur als Alibi für die eigene Engstirnigkeit vorgeschoben wird. Und es wurden mit Blick auf religiöse Weltbilder in den vorangegangenen Jahrhunderten schon so viele Gräuel begründet und gerechtfertigt, dass von dieser Art der Argumentation besser Abstand zu nehmen ist. Nicht weil ich etwa gegen religiöses Empfinden bin, sondern eher, weil die Religion – und auch meine persönliche Religiosität – durch dieses Argument geschwächt wird.

Die Frage ist vielmehr: Sind wir bereit, den freien Willen des Einzelnen zu akzeptieren, selbst wenn dieser freie Wille der eigenen Vorstellung von Wille, Freiheit und Lebensplanung zuwiderläuft? Und weiter: Sind wir bereit, diesen uns fremden Willen wegen des besagten Rechts darauf auch zu verteidigen? Wobei dieser Wille nur so lange zu dulden ist, als er keines anderen Lebensfreiheit einschränkt. Und natürlich soll jeder die Freiheit haben, andere von der Richtigkeit seines Willens zu überzeugen.

So wird das schon heute beim Thema Abtreibung angewandt. Bei der Sterbehilfe brauchen wir noch viel strengere Beratungsregeln. Da reicht kein vorgefertigter Fragebogen, auf dem je nach Laune des Sozialarbeiters Häkchen nach einer kurzen Beratung gesetzt werden. Hier sollten mehrere ruhige, auch therapeutisch geleitete Treffen maßgeblich sein – mit unterschiedlichen Ärzten und Psychologen, ehe Sterbehilfe im Einzelfall bewilligt werden kann. Vielleicht braucht ein Land wie Deutschland zunächst sogar eine eigenständige Kommission, die erarbeitet, wie Antrag, Prüfung, Genehmigung und Durchführung von Sterbehilfe auszusehen hat. Auch, um die Menschen aus dem Lagerdenken herauszulocken.

Denn die Gegner der Sterbehilfe halten ihre Befürworter offenkundig für Menschenverächter. Und umgekehrt glauben überzeugte Anhänger der Sterbehilfe, dass die Gegner der Sterbehilfe verkappte Sadisten sind. Dieses wohl absichtliche Missverstehen ist im Ergebnis die größte Folter für jene Menschen, denen beide Seiten zu helfen suchen. Durch die dogmatische Abwehr, die wir heute erleben, geraten Sterbewillige in eine Grauzone der Halblegalität und moralischen Fragwürdigkeit. Das ist eindeutig das falsche Signal einer gütigen Gesellschaft gegenüber Sterbenden.

Deutschland braucht staatliche Sterbehilfe, auch um privatrechtlich organisierte oder gar gewerbliche Sterbehilfe auszuschließen. Sterbehilfe darf nie auch nur in die Nähe der Gewinnerzielung gerückt werden. Just das tun wir aber, indem wir sie nicht institutionalisieren. In Deutschland praktizieren einige Ärzte assistierten Suizid, und die lassen sich ihre Beratung mit freiwilligen Aufwendungen vergüten.

Dieses Misstrauen ziehen auch die Sterbehilfevereine nach dem Schweizer Modell auf sich. Es leuchtet nicht ein, warum die Inanspruchnahme einer Sterbehilfebegleitung im Durchschnitt mehrere Tausend Euro, ja bis zu 10 000 Euro kosten soll. Der schmerzlose Tod darf nicht zu einem Vorrecht der Wohlhabenden werden. Und doch ist das de facto die Situation heute. Wer unheilbar krank ist und es sich leisten kann, fährt zum Sterben in die Schweiz. Wer kein Geld hat, muss Schmerzen leiden. Ist das gerecht?

Ganz zu schweigen davon, dass die Duldung des grenzüberschreitenden Sterbens ein Akt kollektiver Heuchelei ist. Deutschland, der deutsche Staat, die deutschen Bürger schauen weg, wenn Sterbewillige in die benachbarte Schweiz reisen, um sich dort unmoralisch zu geben. Vielleicht passt das auf unbewusster Ebene gar ins Bild, das derzeit von der Schweiz herrscht: Verkommenheit allenthalben – vom Bankschalter bis zum Sterbebett.

Doch dann werde ich beim Stichwort private Sterbehilfevereine abermals misstrauisch. Objektiv begründen ließe sich dieses Misstrauen gewiss nicht. Eher ist es so, als würde ich etwas wittern, das wahrscheinlich mit dem nächsten Wind- und Gedankenstoß schon wieder verflogen wäre – aber nein: Ich muss bei privat organisierter

Sterbehilfe immer assoziativ an die Todesengel von Lainz denken.

Zwischen 1983 und 1989 hatten vier Krankenschwestern in der Wiener Vorstadt Lainz gemeinschaftlich 49 Patienten ermordet. Sie spritzten ihren Opfern Insulin, Überdosen des Beruhigungsmittels Rohypnol oder erstickten sie, indem sie ihnen die Nase zuhielten, die Zunge fixierten und Wasser in den Mund tröpfelten. Während der gerichtlichen Verhandlung berief sich die Hauptangeklagte auf Sterbehilfe und versuchte, zu ihrer Verteidigung anzubringen, dass die Patienten sie um eine Beendigung ihres Leids baten.

Was aber, wenn vielleicht das erste Opfer von Lainz tatsächlich um Sterbehilfe gebeten hatte? Nicht groß angekündigt, sondern möglicherweise beiläufig geäußert gegenüber Angehörigen, die zu Besuch kamen. Und dann vielleicht überhört von einer Krankenschwester, die zufällig anwesend war. Statt aber zu verklingen, schaukelte sich der Sterbewunsch des Patienten in den nächsten Wochen in der Krankenschwester auf.

So wird der einmal laut gedachte Wunsch zu sterben zum probaten Weg, den eigenen Trieb zu befriedigen. Gott spielen macht freilich Spaß. Und so hat dies durchaus das Zeug zur harten Droge. Es schmeichelt dem Esprit der Selbstachtung, zu wissen, dass man über das Leben anderer waltet. Natürlich waren die 49 Morde von Lainz keine Sterbehilfefälle. Aber wer weiß, vielleicht hatte eines der ersten Opfer einen stark ausgeprägten Sterbewillen.

Wovor uns bei privaten Vereinen grauen muss, ist der spiegelbildliche Fall. Vermehrt gibt es Berichte von psychisch Kranken, die Sterbehilfe in Anspruch nehmen. Mich lässt dabei der Verdacht nicht in Ruhe, dass privat organisierte Sterbehelfer psychische Störungen ausnutzen und unter dem Deckmantel von Freiheit und Selbstbestimmtheit geschickt kaschieren, aus Gottlust zu handeln. Dann attestieren nämlich die vereinsinternen Gutachter – Ärzte und Psychologen wohlgemerkt – dem Sterbewilligen entweder Zurechnungsfähigkeit in Bezug auf den eigenen Sterbewillen, oder sie akzeptieren gar die Depression als berechtigten Grund, sterben zu wollen.

Sofern es aber darum geht, als Verein Sterbehilfe für jedermann zu ermöglichen, kann es nur zwei Motive geben. Erstens: Jeder Mensch soll sterben dürfen, und ich helfe gern dabei. Oder zweitens: Ich möchte keine Gelegenheit ungenutzt lassen, zu töten. Und Geld gibt es obendrauf. Der Grat ist hier sehr schmal.

Die Kritik an privat organisierter Sterbehilfe bekräftigt gleichsam den Ruf nach ihrer staatlichen Institutionalisierung. Denn der Wunsch zu sterben, um das eigene Leid zu beenden, muss in das allgemeine Gesundheits- und Pflegesystem eingegliedert sein, wo er erforscht werden kann, uneigennütziger Kontrolle untersteht und nicht länger ein Dasein in der Grauzone der Halblegalität fristet. Nur eines müssen wir ausschließen: Sterbehilfe darf nicht selbsternannten Samaritern überlassen werden.

ZWEIFEL

Es bleibt ein letzter Zweifel. Darf der Mensch alles, was er will? Gibt es das erfüllte Leben? Und wann endet dessen Sinnhaftigkeit? Davon hängt alles ab.

Wenn Daniel James nicht vom Hals an abwärts gelähmt gewesen wäre, sondern, sagen wir, nur ab der Hüfte, hätte er dann ebenso sagen können: Ich möchte sterben? Der gesunde Menschenverstand mag das verneinen, aber angenommen, James selbst hätte tatsächlich so gedacht. Weil Rugby sein Lebensinhalt war. Rugby weg, Lebensinhalt weg, Lebenswille weg.

Oder wenn ein Pianist seinen Arm verliert? Oder ein Maler sein Augenlicht? Oder ein Komponist sein Gehör? Oder ein Model seine Schönheit?

Die Reduktion des Lebenssinnes lässt sich immer weiter treiben, bis dass die kleinste Narbe dazu berechtigt, die Sinnhaftigkeit des eigenen Seins infrage zu stellen. Dabei handelt es sich ausschließlich um eine Frage der inneren Überzeugung. Gibt es einen Sinn für dieses Dasein oder nicht?

Die Antwort fällt schwer, weil wir es gewohnt sind, das Thema als eines des Glaubens und der Religion abzutun. Lass mich in Ruh, alter Pfaffe, schreit da der säkulare Geist, vielleicht sogar mit Recht. Stellen wir die Frage also umgekehrt: Lässt sich sagen, dass das Leben eindeutig sinnlos ist?

Ich jedenfalls kann die Sinnlosigkeit des Lebens nicht eindeutig bejahen. Gewiss hat nicht jedes Leben und nicht jeder Mensch einen großen universellen Zweck.

Die meisten werden nicht einmal zu Fußnoten dessen, was wir Geschichte nennen. Aber das heißt nicht, dass ihr Leben sinnfrei war.

In Steven Spielbergs Spielfilm *Schindlers Liste* gibt es am Ende eine Panoramaeinstellung, in der eine der Protagonistinnen, ein kleines Mädchen, das einen roten Mantel anhat, untergeht in einem schwarz-weißen Menschenmeer – sie alle werden in den Tod getrieben. Mir ist die Stelle in Erinnerung geblieben, weil sie den Schrecken des millionenschweren Massengrabes auf den einzelnen Menschen mikroskopiert und damit begreifbar macht. In der für den menschlichen Verstand nicht greifbaren Wahrheit ist das Meer der Tausenden und Millionen eines von lauter Individuen in unverwechselbar gefärbten Mänteln.

Wenn also das Schicksal der Gesundheit einem übel mitspielt und eine schwere Krankheit ausbricht, dann sollte es sein wie bei dem Mädchen im roten Mantel: Es liegt an jedem, möglichst farbenfroh aus dem Schwarz-Weiß der Masse hervorzustechen. Und es liegt an jedem, seinen Nächsten darin zu bestärken, das auch zu tun.

Als der amerikanische Superman-Darsteller Christopher Reeve infolge eines Reitunfalls ähnlich Daniel James vom Hals an abwärts querschnittsgelähmt war, ließ er sich nicht töten, sondern gründete eine Rehabilitationsstiftung und setzte sich bis zu seinem Tod für die Stammzellforschung ein.

Als der Schauspieler Michael J. Fox an Parkinson erkrankte, erklärte er sein Leben und seinen Lebenssinn nicht für beendet, sondern entwickelte sich zu einer Galionsfigur der Parkinsonforschung. Seine Stiftung verfügt immerhin über ein Budget von achtzig Millionen US-Dollar. Für viele Menschen weltweit ist der Kampf gegen Parkinson untrennbar mit Fox verbunden.

Und als der britische Physiker Stephen Hawking im Alter von 21 Jahren an amyotropher Lateralsklerose erkrankte, beging er nicht Selbstmord, sondern nahm sein Gebrechen zum Anlass, seinen kranken Körper mit seinem gesunden Geist zu überragen.

Viele Menschen hängen an den Normen und Akzeptanzen der Gesellschaft, und das gilt erst recht für Deutschland. Geförderte, anerkannte, von der Krankenversicherung bezahlte und vom eigenen sozialen Umfeld nicht infrage gestellte Sterbehilfe wird vielen Menschen den Schritt weg von Schmerz und Leid erleichtern. Aber es wird auch die Wahrscheinlichkeit verringern, dass der einzelne Mensch kämpft. Und es kann dann gut sein, dass unter denen, die nicht mehr kämpfen, weil es ja niemand mehr von ihnen verlangt (nicht einmal mehr die innere Stimme), auch der eine oder andere ist, der vielleicht doch hätte kämpfen sollen – im Interesse seiner selbst, seiner Familie, seiner Freunde, der Gesellschaft oder der Menschheit.

Dann könnte es gut sein, dass Michael J. Fox lange tot wäre, statt an der Spitze der Parkinsonforschung zu stehen. Und wer weiß, ob Stephen Hawking wirklich das gedacht und geschrieben hätte, was heute zum Fundament unserer Kosmologie gehört.

Das israelische Start-up ReWalk hat in den letzten Jahren ein tragbares Korsett entwickelt, das es gehbehinderten Menschen ermöglicht, sich wieder selbstständig mit den eigenen Beinen fortzubewegen. 2012 gelang es der Engländerin Claire Lomas, die seit einem Reitunfall hüftabwärts gelähmt war, mithilfe eines ReWalk-Korsetts an einem Marathonlauf teilzunehmen. Das Korsett kostet derzeit etwa 100 000 Euro. Viel Geld und doch so wenig, wenn wir uns vor Augen halten, wie teuer ganztägige Betreuung ist. Claire Lomas nutzt ihr Korsett mittlerweile als Gehhilfe im Haushalt – sie lebt trotz Unfall und Paraplegie auf sich selbst gestellt.

Was aber, wenn der gesellschaftliche Wille, bestärkt durch prominente Fürsprecher, die weitere Forschung intensiv fördern und forcieren würde? Wenn in zehn oder zwanzig Jahren Bioniker, Biogenetiker und Neurochirurgen ein Korsett entwickeln, das es nicht nur hüftabwärts gelähmten Menschen erlaubt, sich wieder frei zu bewegen, sondern auch jenen Menschen, die vom Hals an abwärts gelähmt sind? Vielleicht wird es auch Implantate geben, um die verletzten neurologischen Verbindungen im Rückenmark zu ersetzen.

Viele Menschen, die heute schon am Leben sind, werden diesen medizinischen Fortschritt noch erleben. Das steht außer Frage. Ebenso fest steht aber auch, dass es Daniel James nie tun wird.

Jedes Leben überkommt einmal Erschöpfung. Wir werden müde, wir sehen uns satt. Gesegnet ist dann, wessen körperliche und geistige Ermüdung im Gleichschritt gehen. Und heilig, wer mit dem Schein des Sichausgesehenhabens und Sichsattgegessenhabens an den Reizen der Zeit stirbt.

Segen und Heiligung sind hier durchaus prosaisch gemeint, obwohl gerade in diesem Zusammenhang die Befürworter der Sterbehilfe gern zur Bibel greifen und auf den Begriff »lebenssatt« verweisen, wie er sich im

Alten Testament findet. Da heißt es in der Geschichte Abrahams, Genesis 1, 25:

Das aber ist Abrahams Alter, das er gelebt hat: hundertfünfundsiebzig Jahre. Und er nahm ab und starb in einem ruhigen Alter, da er alt und lebenssatt war, und ward zu seinem Volk gesammelt.

Schaut also her, lautet das Argument wider die Gegner der Sterbehilfe, die ja beinahe ausnahmslos religiös argumentieren. Schaut her und seid beruhigt, selbst die Bibel gestattete Lebenssattheit – und zwar niemandem Geringeren als Abraham.

Wer jedoch dem eigenen Standpunkt unmittelbar auf Kosten seines Gegenübers Gewicht verschafft, mag zwar am schwächsten Glied rütteln und damit geschickte Verhandlungstaktik beweisen. Aber gerade bei dem Thema Sterbehilfe sollte die Benchmark lauten, sich mit den stärksten Argumenten zu messen. Außerdem lassen sich in der Bibel aufgrund ihres Umfangs und ihrer, auch literarischen, Allumfasstheit leicht Argumente für so vieles finden, dass ich versucht habe, nicht mit der Bibel zu argumentieren – weder für noch gegen Sterbehilfe. Die Warnung aber ist eindeutig: Wer Sättigung und Appetitlosigkeit zugunsten des Todes leichtsinnig miteinander verwechselt, der nimmt qualvolle Folgen für das Leben in Kauf.

In der ersten Hälfte dieses Essays erzählte ich von dem schmerzvollen Lebensringen meines Großvaters Eli-Bar. Mein anderer Großvater, Moses, starb innerhalb eines Tages. Er erlitt seinen dritten Schlaganfall, verlor das Bewusstsein und war in der Nacht darauf tot. Drei Monate vor seinem Tod hatte er uns in Deutschland besucht. Er war bereits ab und an verwirrt, reagierte beleidigt und war dann sogleich auf sich selbst sauer, weil er im nächsten Augenblick verstand, dass er inzwischen derart vergesslich war, dass er bisweilen sogar seine Vergesslichkeit vergaß. Um Moses' Sein, um seine Bewegungen und seinen Habitus schwebte bei seinem letzten Besuch jener erhabene Schein der Lebenssättigung. Bevor er zurück nach Jerusalem flog, um bald darauf zu sterben, sagte er: »Für mich hat alles gereicht.« Seine letzten Worte, ehe er für immer das Bewusstsein verlor, waren auf Hebräisch: »Ichiye tov« – *Es wird gut.*

Nicht jedem ist es vergönnt, so zu sterben. Und ist es nicht sogar anmaßend, im Tod Gerechtigkeit zu fordern? Politik, Gewerkschaften, Verbände, Kirchen und Lehrer fordern ständig und ausufernd Gerechtigkeit für beinahe alle Bereiche des Lebens. Aber diese Gerechtigkeiten sind Köpfe der Hydra Verantwortungslosigkeit – wir sollten uns vor ihrem Gift hüten.

Ob ein menschlicher Körper lebenssatt ist, entscheidet nicht allein der gesunde Verstand. Wir Menschen bestehen aus Körper und Geist (oder wie man es sonst nennen mag: Seele, Verstand, Abstraktionsvermögen und so fort), und es ist jedes Mal überheblich, sooft sich der eine Teil über den anderen zu stellen sucht. Just das tun aber die Befürworter der Sterbehilfe, indem sie allein mit ihrem Intellekt über den Wert ihres ganzen – also körperlichen und geistigen – Lebens urteilen wollen.

Wenn es dem paralysierten Körper beschieden ist, dann doch einmal in den Park gefahren zu werden und plötzlich – und sei es nur für diesen einen, vielleicht letzten oder vorletzten Augenblick – Schmerz, Krankheit,

Hilflosigkeit und nahenden Tod einzutauschen gegen das Sein im Park, dann stillt dieser kurze Moment irdischer Wahrnehmung vielleicht auch den verbleibenden Lebenshunger jenes Menschen, der eben noch nicht ganz gesättigt war.

Ich kenne ein kleines Mädchen, dessen aktuelles Lieblingslied folgendes ist:

Ich mach' mir die Welt
Widdewidde wie sie mir gefällt
Hey, Pippi Langstrumpf
Trallari trallahey tralla hopsasa
Hey, Pippi Langstrumpf,
Die macht, was ihr gefällt.

Was für unpädagogische Geschichten das doch sind, die Astrid Lindgren geschrieben hat. Pippi legt beim Essen die Füße auf den Tisch, sie wirft mit Nahrungsmitteln um sich, sie schläft mit dem Kopf unter der Decke und den Füßen auf dem Kopfkissen. Sie rollt Pfefferkuchenteig auf dem Fußboden aus, sie wohnt mit Herrn Nilsson, einem Affen, in einem Zimmer, und an ihrem Geburtstag lässt sie das Pferd ins Haus.

Bemerkenswert aber ist der pädagogische Effekt. Statt in dem kleinen Mädchen Zügellosigkeit und Ungehorsam zu wecken, fordert Lindgren sogleich zum regeltreuen Kontra auf. Das kleine Mädchen sagt dann: »Aber das darf man doch nicht machen«, und kichert und lacht dabei.

Die Natur kennt nur Stärke und Geschwindigkeit: Fressen, Jagen, Fliehen und Fortpflanzen. Reflektierte Konditionen wie Frieden und Krieg oder Freiheit und Diktat sind der Natur ebenso fremd wie unreflektierte Ausbrüche von Zorn, Hass und Missgunst. Die Frage, ob etwas rechtens war, ist für die Natur schlicht irrelevant.

Wir können nur mutmaßen, wie der Urzustand des Menschen war. Doch es erstaunt immer wieder, dass bereits kleine Kinder dem Prinzip »Ich will, aber darf es nicht« Beachtung schenken. Ähnliche Entwicklungen beobachten wir bei Hominiden. Menschenaffen leben zumindest in ihren Familien und Gruppen nach bestimmten Regeln, die sorgsam tradiert werden.

Gelten aber Werte und Normen möglicherweise nur in bestimmten Entwicklungsstufen als Fortschritt? Gewiss, die Regeln der Primatenfamilien sind eine geistige Revolution gegenüber dem wilden Instinkt der sonstigen Tierwelt. Ebenso wie in Relation des Menschen zum Menschenaffen die Weiterentwicklung des geregelten Miteinanders einzigartig war. Was aber, wenn im Verhältnis zum Menschen, wie wir ihn bis zu Beginn des 21. Jahrhunderts kannten, der Mensch der Zukunft sich dank seines technologischen, biologischen und genetischen Genies nicht mehr müsste von Regeln, Normen und Ethiken leiten lassen, sondern allein von seinem individuellen Willen, von seiner freigelegten Selbstbestimmtheit? Dann wäre das Festhalten an Normen der Gemeinschaft, die ausschließlich den Einzelnen betreffen, schon wieder ein stagnationsbedingter Rückschritt, und wir könnten vielmehr die Entfaltung des menschlichen Ich zum Fixstern unseres Seins ausrufen. Was halten wir uns mit Traditionen um ihrer selbst willen auf? Vielleicht hat Pippi Langstrumpf doch recht: Lasst uns leben – und eben auch sterben –, *wie es uns gefällt*.

Selbstbestimmtes Leben ist ein hohes Gut. In Bezug

auf das Leben bleibt Selbstbestimmtheit jedoch stets ein Attribut, das in Abhängigkeit unterschiedlicher Faktoren mal stärker, mal schwächer ausgeprägt in Erscheinung tritt. Den Gegensatz dazu bildet das Subjekt des Lebens, das das Höchste Gut ist. Dies freilich nährt meinen Zweifel an dem Recht des Menschen auf Sterbehilfe und der Absolution des Todeswunsches durch die Gemeinschaft. Denn das menschliche Leben ist die einzige Norm, die nicht verhandelbar ist. Wer freut sich denn nicht, wenn ein neuer Erdenbürger die Welt erblickt, und wer hat nicht Anteil daran, wenn ein Erdenbürger die Welt wieder verlässt? So aber, wie wir Menschen nicht merken, dass wir eingeschlafen sind, ehe wir wieder aufwachen, so weiß auch das Neugeborene nicht, dass es soeben noch ungeboren war. Und so weiß auch der Tote nicht, dass er soeben gestorben ist.

Für jeden Menschen kommt die Zeit zu sterben: für den einen früh, für den anderen in hohem Alter, für den einen leiderfüllt, für den anderen ohne große Schmerzen, für den einen einsam, für den anderen im Kreise seiner Familie. Und bis zu diesem letzten Schlag der Uhr führe sich ein jeder von uns immer wieder zu Gemüte, dass Sinn, Wert, Würde, Freiheit und Fron des Lebens das Leben selbst sind - so lange wie möglich.

INTELLIGENT LEBEN

Die Essay-Reihe bei Kein & Aber

INTELLIGENT LEBEN **# 1**

PHILIPP TINGLER

WIE FREI SIND WIR NOCH?

Eine Streitschrift für den Liberalismus

ISBN 978-3-0369-5658-9

INTELLIGENT LEBEN **# 2**

ARNO FRANK

MEUTE MIT MEINUNG

Über die Schwarmdummheit

ISBN 978-3-0369-5654-1

INTELLIGENT LEBEN **# 3**

MIRIAM MECKEL

WIR VERSCHWINDEN

Der Mensch im digitalen Zeitalter

ISBN 978-3-0369-5652-7

INTELLIGENT LEBEN **# 4**

MILO RAU

WAS TUN?

Kritik der postmodernen Vernunft

ISBN 978-3-0369-5684-8

INTELLIGENT LEBEN **# 5**

BRIDA VON CASTELBERG

DIAGNOSE EINER BEZIEHUNG

Über Patienten und deren Ärzte

ISBN 978-3-0369-5659-6

INTELLIGENT LEBEN **# 6**

THOMAS HAEMMERLI UND ANDERE

DER ZUG IST VOLL

Die Schweiz im Dichtestress

ISBN 978-3-0369-5696-1

INTELLIGENT LEBEN **# 7**

MICHAEL EBMEYER

DAS SPIEL MIT SCHWARZ-ROT-GOLD

Über Fußball und Flaggenfieber

ISBN 978-3-0369-5697-8

INTELLIGENT LEBEN **# 8**

HANNES GRASSEGGER

DAS KAPITAL BIN ICH

Schluss mit der Digitalen Leibeigenschaft!

ISBN 978-3-0369-5698-5

Alle Essays sind auch als eBooks erhältlich.

Der Verlag dankt der Ernst Göhner Stiftung für die Unterstützung
der Reihe INTELLIGENT LEBEN.

Druck und Bindung: Kösel GmbH, Krugzell
ISBN 978-3-0369-5648-0
Auch als eBook erhältlich

www.keinundaber.ch